BEI GRIN MACHT SICH IHR WISSEN BEZAHLT

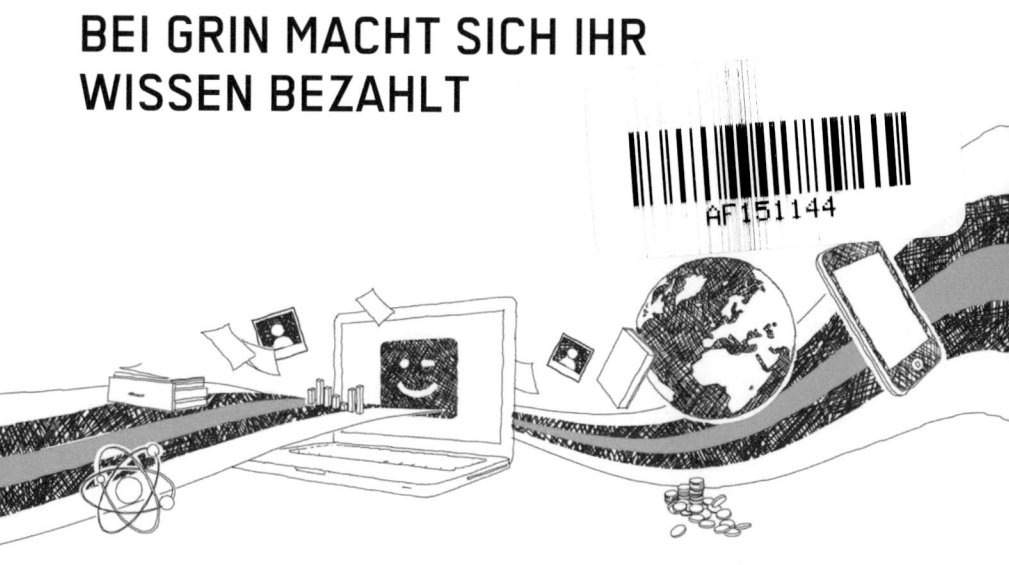

- Wir veröffentlichen Ihre Hausarbeit,
  Bachelor- und Masterarbeit

- Ihr eigenes eBook und Buch -
  weltweit in allen wichtigen Shops

- Verdienen Sie an jedem Verkauf

Jetzt bei www.GRIN.com hochladen
und kostenlos publizieren

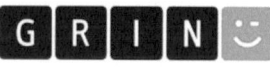

Matthias Neufeld

Die Geschichte des Ebolavirus

GRIN Verlag

Bibliografische Information der Deutschen Nationalbibliothek:

Die Deutsche Bibliothek verzeichnet diese Publikation in der Deutschen National-
bibliografie; detaillierte bibliografische Daten sind im Internet über http://dnb.d-
nb.de/ abrufbar.

Impressum:

Copyright © 2011 GRIN Verlag, Open Publishing GmbH
Druck und Bindung: Books on Demand GmbH, Norderstedt Germany
ISBN: 978-3-640-92007-5

Dieses Buch bei GRIN:

http://www.grin.com/de/e-book/172209/die-geschichte-des-ebolavirus

GRIN - Your knowledge has value

Der GRIN Verlag publiziert seit 1998 wissenschaftliche Arbeiten von Studenten, Hochschullehrern und anderen Akademikern als eBook und gedrucktes Buch. Die Verlagswebsite www.grin.com ist die ideale Plattform zur Veröffentlichung von Hausarbeiten, Abschlussarbeiten, wissenschaftlichen Aufsätzen, Dissertationen und Fachbüchern.

Besuchen Sie uns im Internet:

http://www.grin.com/

http://www.facebook.com/grincom

http://www.twitter.com/grin_com

MEDIZINISCHE FAKULTÄT
DER
BAYERISCHEN JULIUS-MAXIMILIANS-UNIVERSITÄT WÜRZBURG

INSTITUT FÜR GESCHICHTE DER MEDIZIN

Kurs: Historische Grundlagen ärztlichen Denkens und Handelns WS 2010/11

Die Geschichte des Ebolavirus

Seminararbeit

Vorgelegt von

Matthias Neufeld

Inhaltsverzeichnis

1. Einleitung

Als das Ebolavirus 1989 in Reston, Virginia unter Versuchsaffen ausbrach und damit erstmalig außerhalb der fernen Tropengebiete Afrikas, war die Aufmerksamkeit der westlichen Welt wie nie zuvor diesem neuen geheimnisvollen Virus gewidmet. 1994 erschien Richard Prestons Bestseller „The Hot Zone" der in ergreifender Weise als Tatsachenthriller die verheerenden Auswirkungen dieses Virus beschreibt. Ein Jahr später, 1995, erschien der Film „Outbreak – lautlose Killer" mit Dustin Hoffmann, der überall in den Kinos eindrücklich fiktiv nachzeichnete, wie eine Ebola Epidemie in den USA aussehen könnte. Als dann 1995 auch noch erneut eine Ebola Epidemie in der Demokratischen Republik Kongo ausbrach und von 325 Infizierten 81% Todesopfer forderte, wurde Ebola im internationalen Rampenlicht als grauenvolle Krankheit bekannt[1]. Es lohnt sich deshalb, einen historischen Rückblick auf die bisherigen Auswirkungen dieses Virus zu werfen, um ein realistisches Bild von der Gefahr und dem Ausmaß dieser Krankheit zu bekommen.

Ebola gehört in die Familie der Filoviridae. Es gibt nur zwei bekannte Gattungen dieser Familie: Das Ebolavirus und das Marburgvirus[2]. Der Name dieser Virusfamilie, Filoviridae (filo, lat.: Faden), trägt dem äußeren Erscheinungsbild Rechnung, da das Ebola- und das Marburgvirus äußerlich eine fadenartige Form haben.
Ebola und Marburgviren und das damit zusammenhängende Hämorrhagische Fieber konnten bisher nur oberflächlich erforscht werden, was unter anderem auch damit zusammenhängt, dass es weltweit nur sehr wenige Laboratorien gibt, in denen überhaupt mit diesen Viren gearbeitet werden darf. In den USA gibt es beispielsweise nur acht und in Deutschland gab es bis 2010 nur zwei Laboratorien, in denen an Erregern der Sicherheitsstufe 4 (Biosafety Level 4, BSL 4) geforscht werden darf[3].

In der vorliegenden Arbeit soll es schwerpunktartig um das Ebolavirus gehen, da es in der Vergangenheit wesentlich häufiger als das Marburgvirus aufgetreten und deshalb gründlicher untersucht worden ist. Der Name dieses Virus ist historisch dem Fluss Ebola zuzuweisen, der durch Yambuku (Demokratischen Republik Kongo) fließt. Dort ist 1976 die erste Epidemie des bis dahin unbekannten Virus beobachtet worden.

2. Klinisches Erscheinungsbild

Das Ebolavirus verursacht ein hämorrhagisches Fieber mit einer Letalität von bis zu 90% und gehört damit zu den tödlichsten Krankheiten die es gibt[4]. Man konnte bisher noch keinen erfolgreichen Impfstoff entwickeln und es gibt auch keine speziellen

---

[1] Siehe Smith, Ebola, S. 34; Beer, Characteristics of Filoviridae, S. 8.
[2] Mandell, Infectious Diseases, S. 2259.
[3] Kuhn, Filoviruses, S. 44 – 47. Mittlerweile sind bzw. werden in Deutschland noch zwei weitere Laboratorien der Sicherheitsstufe 4 in Betrieb genommen: Das Friedrich-Loeffler-Institut auf der Insel Riems (2010) und das S4 Labor des Robert Koch Instituts in Berlin (Inbetriebnahme 2011). siehe: http://www.gen-ethisches-netzwerk.de/GID177_moch letzter Aufruf 19.02.2011.
[4] Turkington, Encyclopedia of Infectious Diseases, S. 79.

Therapiemöglichkeiten[5]. Die Inkubationszeit wird sehr unterschiedlich angegeben. Generell kann man sagen, dass sie von mindestens 3 bis maximal 21 Tagen andauern kann, sich jedoch meistens im Bereich von 4 – 10 Tagen befindet[6]. Klinische Symptome sind vor allem stark auftretendes Fieber das höher als 38,5°C ist, Kopfschmerzen, Diarrhö und einige Tage nach Auftreten der ersten Symptome kommt es vermehrt zu inneren und äußeren Blutungen, die dann schließlich meistens in der zweiten Krankheitswoche zu schockbedingtem Tod führen[7]. Die disseminierte intravasale Koagulopathie (von lat. disseminiert = "verstreut"; *intravasal* = "im Gefäß"; *Koagulation* = Gerinnung), kurz DIC, ist ein ganz entscheidender Faktor für den typisch qualvollen Tod von Ebola Infizierten. Die DIC bewirkt eine unkontrollierte ständige Gerinnung des Blutes in den Kapillaren mit zwei sehr unangenehmen Folgeerscheinungen. Erstens bewirkt die übermäßige Gerinnung einen Verbrauch wertvoller Gerinnungsfaktoren, deren Verlust zu erheblichen inneren und äußeren Blutungen führt. Zweitens wird durch die übermäßige Gerinnung und dem daraus resultierenden Blutverlust ein starker Volumenmangel an Blut hervorgerufen. Das Herz versucht diesem Mangel durch verstärkte Pumpleistung erfolglos entgegen zu wirken, was schließlich zu Multiorganversagen und damit zum Tod führt[8].

3. Geschichte des Ebolavirus

Da Filoviridae eine sehr junge Erscheinung in der Menschheitsgeschichte sind, gibt es kaum Geschichtswerke zum Ebolavirus und den damit verbundenen Krankheitsausbrüchen; vielmehr ist das Virus Gegenstand naturwissenschaftlicher Forschung auf molekularer Ebene was man unschwer in wissenschaftlichen Suchmaschinen wie PubMed erkennen kann[9]. Bei den wenigen Werken, die sich der Geschichte von Ebola widmen, findet man verschiedene Methoden der historischen Aufarbeitung. Beim aktuell umfangreichsten Werk zum Thema (Jens Kuhn, Filoviruses - A Compendium of 40 Years of Epidemiological, Clinical, and Laboratoty Studies) wird im Geschichtsteil eine historische Darstellung nach den jeweiligen Subtypen der Virusfamilie gemacht. D.h. erst werden die Ausbrüche des Marburgvirus, dann von Ebola Zaire, -Reston, -Sudan, usw. mit jeweiligen Epidemien und wichtigen historischen Momenten aufgearbeitet[10]. In einer anderen größeren Abhandlung zu Ebola (Tara C. Smith, Ebola: deadly diseases and epidemics) erfolgt die Darstellung zwar historisch der Zeitachse, wobei jedoch eine lokale Trennung in der Darstellung zu vermerken ist. So wird dort im ersten Geschichtskapitel „Ebola in Africa" die Geschichte des Virus in Afrika aufgearbeitet und das darauffolgende Kapitel „Ebola Hits Close to Home" widmet sich der Situation in den USA[11]. Die folgende kurze Geschichtsdarstellung soll einen historischen Überblick wichtiger Stationen verschaffen, die sich im Gegensatz dazu ausschließlich an der Zeitachse und nicht an Subtypen oder örtlichen Differenzen orientiert.

---

[5] WHO, Fact sheet: Ebola haemorrhagic fever. Siehe
http://www.who.int/mediacentre/factsheets/fs103/en/index.html letzter Aufruf: 19.02.2011.
[6] Siehe Marre, Klinische Infektiologie, S. 697; Adam, Die Infektiologie, S. 851; Smith, Ebola, S. 36.
[7] Siehe Marre, Klinische Infektiologie, S. 697.
[8] Siehe Smith, Ebola, S. 36 - 37
[9] Gibt man „Ebola" als Stichwort bei PubMed ein, erhält man 1375 Suchergebnisse (Stand: 26.02.2011) mit fast ausschließlich molekularbiologischem Schwerpunkt.
[10] Vgl. Kuhn, Filoviruses, S. 59 – 96.
[11] Smith, Ebola, S.5 ("Table of Contents").

Um einen ersten Überblick zu erhalten sind in folgender Tabelle[12] die wichtigsten Ausbrüche der Filoviridae (Ebola/Marburg) aufgeführt.

Jahr	Ort	Infizierte/Todesfälle	Virus
1967	Marburg	31/7 (22,6%)	Marburgvirus
1976	Zaire (Yambuku und Umgebung)	318/280 (88,1%)	Ebola Zaire
1976	Sudan (Nzara)	284/151 (53,2%)	Ebola Sudan
1979	Sudan (Nzara)	34/22 (64,7%)	Ebola Sudan
1989	U.S. (Alice, Philadelphia, Reston)	4-6/0 (0%)	Ebola Reston
1994	Elfenbeinküste	1/0 (0%)	Ebola Elfenbeinküste
1994 – 1995	Gabon (5 unabhängige gleichzeitige Ausbrüche)	52/32 (61,5%)	Ebola Zaire
1995	Zaire (Kikwit und Umgebung)	317/245 (77,3%)	Ebola Zaire
1996	Gabon	31/21 (67,7%)	Ebola Zaire
1996 – 1997	Gabon	62/46 (74,2%)	Ebola Zaire
1998 – 2000	Kongo (mehrere unabhängige gleichzeitige Ausbrüche)	154/128 (83,1%)	Marburgvirus
2000 – 2001	Uganda	425/224 (52,7%)	Ebola Sudan
2001 – 2002	Gabon (8 unabhängige gleichzeitige Ausbrüche)	124/97 (78,2%)	Ebola Zaire
2002 – 2003	Kongo (3 unabhängige gleichzeitige Ausbrüche)	143/128 (89,5%)	Ebola Zaire
2003 – 2004	Kongo	35/29 (82,9%)	Ebola Zaire
2004 – 2005	Angola	252/227 (90,1%)	Marburgvirus
2005	Kongo	11/9 (81,9%)	Ebola Zaire
2007	Kongo	264/187 (71%)	Ebola Zaire
2007 – 2008	Uganda	149/37 (25%)	Ebola Bundibugyo
2008 – 2009	Kongo	32/15 (47%)	Ebola Zaire

Die Geschichte des Ebolavirus ist eine relativ neue und junge Geschichte. Das Virus ist in Afrika und möglicherweise auch in den Philippinen endemisch. 1976 ist der erste offizielle Ausbruch in Zaire (seit 1997 Demokratische Republik Kongo) datiert. Bis dahin war das Virus unbekannt, was nicht heißt das es nicht schon vorher ausgebrochen sein kann und aufgrund mangelnder diagnostischer und medizinischer Möglichkeiten in Afrika und seiner symptomatischen Ähnlichkeit zum Gelbfieber, der Pest und anderen tropisch endemischen Krankheiten nicht erkannt worden ist[13]. Neuere Forschungen und Publikationen lassen darauf deuten, dass die Geschichte des Virus wesentlich älter sein könnte und Ebola möglicherweise zumindest theoretisch ein Mitverursacher der großen Pestepidemie von 1347- 1352 und anderer Epidemien gewesen sein kann[14]. Dazu jedoch später mehr.

1976 brach die offiziell erste Ebola Epidemie in Yambuku, Zaire, aus die vom Zaire-Ebolavirus hervorgerufen wurde. Gleichzeitig brach im ca. 700km entfernten N´zara, das in Sudan liegt, eine ähnliche Epidemie aus, die vom Sudan-Ebolavirus verursacht wurde.

---

[12] Quellen: Kuhn, Filoviruses, S. 60 – 64; Ebola Hemorrhagic Fever, Known Cases and Outbreaks of Ebola Hemorrhagic Fever, in Chronological Order [Last updated June 2, 2010] Liste der Centers for Disease Control and Prevention (CDC),
http://www.cdc.gov/ncidod/dvrd/spb/mnpages/dispages/ebola/ebolatable.htm (letzter Aufruf: 26.02.11).
[13] Kuhn, Filoviruses, S. 59.
[14] Siehe Regenass-Klotz, Tropenkrankheiten und Molekularbiologie, S.105.

Der erstgenannte Fall in Yambuku hat mit einer Todesrate von 88% und 280 Opfern ein erstes historisches Warnsignal gesetzt. Mabalo, so wird das erste Opfer oft genannt, ist nach einer Reise durch den Norden des Landes, in der er Affenfleisch konsumiert haben soll[15], mit hohem Fieber in das Yambuku Mission Hospital gekommen, wo er zu Beginn gegen Malaria behandelt wurde, da man noch nichts von diesem neuen Virus ahnte. Der unglückliche Umstand war, dass die behandelnde Krankenschwester mit derselben Spritze auch noch viele andere Patienten im Krankenhaus versorgte, wie es in dem Krankenhaus aufgrund finanzieller Not üblich war, und somit weitere Infektionen begünstigte. 18 der 21 nahen Angehörigen von Mabalo, die seine Leiche nach rituellem Brauch einbalsamierten, starben. So forderte die Krankheit 1976 in Yambuku und anliegenden Ortschaften seine geschätzten 280 Todesopfer[16]. Auffällig war an diesem Ausbruch auch, dass sich relativ viele junge Frauen im Alter von 5 bis 19 Jahren unter den Todesopfern befanden. Die Erklärung dafür kann sein, dass die Versorgung von Kranken in der Gegend traditionsbedingt von Frauen durchgeführt wird[17].

Der zeitgleiche Ausbruch in N´zara, Sudan, forderte weniger Todesopfer. Von 284 Infizierten starben 151 was einer Todesrate von 53,2% entspricht. Interessant an diesem Ausbruch war für die Erforschung des natürlichen Wirts des Ebolavirus, dass auffällig viele Todesopfer Angestellte einer Baumwollfabrik in N´zara waren, in dessen Räumlichkeiten besonders viele Fledermäuse siedelten[18]. Trotz vieler Hinweise auf Fledermäuse als natürlicher Wirtsorganismus des Ebolavirus, konnte diese Vermutung bis heute nicht bestätigt werden (Siehe Kapitel 5: Die Suche nach dem Wirt).
1979 brach in N´zara wieder das Sudan-Ebolafieber aus und hatte mit insgesamt 22 Todesfällen von 32 Infizierten ein vergleichsweise kleines Ausmaß. Wieder schien die besagte Baumwollfabrik der Ursprung erster Opfer zu sein.

Nach diesen Ausbrüchen sollen in Afrika 15 Jahre lang keine Ausbrüche des Ebolavirus mehr vorgekommen sein. Diese Zeit des Schweigens wurde 1989 in Reston, einer Stadt die in Virginia, USA, liegt, unterbrochen. Als Versuchsaffen aus den Philippinen über Tokyo zu einem Forschungsinstitut in Reston gebracht wurden, starben während des Transports ungewöhnlich viele Affen. Zuerst wurde das „simian hemorrhagic fever" vermutet, bis dann ein neuer Subtyp vom Ebolavirus entdeckt wurde, nämlich das Reston-Ebolavirus[19].
Obwohl dieser Fall in Reston kein Menschenleben gekostet hat und das Reston-Ebolavirus auch nur für Affen letal ist, hat dieser Ausbruch wahrscheinlich wie kein anderer für weltweit großes Aufsehen gesorgt; die Furcht vor existenzbedrohenden importierten Epidemien nahm in der westlichen Welt stark zu[20]. Auch interessant ist,

---

[15] Kuhn, Filoviruses, S. 76.
[16] In anderen Quellen ist von 325 Toten (358 Infizierten) und somit von einer >90% Letalitätsrate zu lesen. Man kann davon ausgehen, dass die wirkliche Zahl der Infizierten und Todesopfer weit höher ist als in den offiziellen Statistiken angegeben, weil Patienten aus ländlichen Gegenden oft nicht erfasst werden und weil Epidemien oft wegen des zu erwartenden Rückganges des Tourismus gerne verharmlost werden, siehe Oldstone, Viruses, plagues, and history, S. 132.
[17] Kuhn, Filoviruses, S. 76.
[18] Smith, Ebola, S. 19.
[19] Kuhn, Filoviruses, S. 91.
[20] Ebd., S. 92.

dass wissenschaftliche Publikationen zu Filoviren seit dem Vorfall in Reston schlagartig anstiegen[21].

Ein ebenfalls für Menschen ungefährlicher Subtyp und eine damit nur für Affen letal abgelaufene Epidemie hat sich 1994 an der Elfenbeinküste Afrikas ereignet[22]. Sie sei nur erwähnt, weil dadurch nach Untersuchungen der seltsamen Todesfälle unter Schimpansen der Elfenbeinküste ein neuer Subtyp isoliert werden konnte, nämlich das sog. Côte d'Ivoire-Ebolavirus[23].

Mit diesem für Menschen ungefährlichen Ausbruch wurde nach der 15 jährigen Ebola-freien Zeit in Afrika[24] (1979 -1994) eine neue Phase eingeleitet, in der Afrika in Abständen von 1-2 Jahren von in hohem Maße für Menschen letale Ausbrüche heimgesucht werden sollte (siehe Tabelle). 1994 – 1995 gab es in Gabon 5 unabhängige Ausbrüche mit insgesamt 32 Todesfällen von 52 Infizierten (60%), die vom Zaire Ebolavirus verursacht wurden. Zu Beginn dachte man es handle sich um das Gelbe Fieber. Genauso wurde beim nächsten großen Ausbruch in Kikwit, Zaire (245 Todesfälle von 317 Infizierten) zuerst fehl-diagnostiziert, man dachte anfänglich es sei die Shigellose (dt. Bakterienruhr oder engl. „red diarrhea"), was dazu führte, dass sich das Virus schneller verbreiten konnte[25].

1995 ist in Kikwit mit 34 Überlebenden dieses Ausbruchs eine psychologische Studie durchgeführt worden, die zeigte, dass 16 (47%) leugneten eine Ebolainfektion gehabt zu haben; 5 (15%) schämten sich, infiziert gewesen zu sein; 12 (35%) versuchten aus der Umgebung zu fliehen, nachdem sie mitbekamen, dass sie mit dem Ebolavirus infiziert seien; 12 (35%) fühlten sich während der Genesungszeit von der Gesellschaft abgestoßen[26]. Daran sieht man, dass Ebolainfizierte in den Stämmen und Dörfern Afrikas (bzw. zumindest in Kikwit, um es genau zu nehmen), nicht wenig Verachtung und Abgrenzung ihrer Mitbewohner erfahren.

1996 und von 1996 bis 1997 hat es in Gabon zwei weitere Ausbrüche des Zaire-Ebolavirus mit einer Todesrate von durchschnittlich 72% gegeben. Im Frühjahr 1996 waren 18 Kinder die ersten Opfer, nachdem sie eine im Wald gefundene Affenleiche nach Hause trugen, zum Essen zubereiteten und damit auch Angehörige infizierten[27]. Affenpopulationen sind in den betroffenen Gebieten Afrikas wohl noch viele stärker als Menschen vom Ebolavirus bedroht. Verschiedenen Studien zeigen dass die Anzahl der Affen in Gabon in der Vergangenheit stark dezimiert worden ist: Von 1983 bis 2000 haben sich große Affenpopulationen in Gabon um mehr als die

---

[21] Kuhn, Filoviruses, S. 18 (Statistik zu wissenschaftlichen Publikationen (pro Jahr) zu Filoviren von 1967 – 2006).
[22] Man geht davon aus, dass dieser Subtyp für Menschen nicht letal ist. Da jedoch bisher offensichtlich nur ein Mensch, nämlich eine schweizerische Forscherin die einen Affen autopsierte, am Côte d'Ivoire-Ebolavirus erkrankt worden ist, können also nur bedingt Aussagen darüber getroffen werden, welche Auswirkungen dieses Virus beim Menschen hat. Siehe Pourrut, The natural history of Ebola virus in Africa, S. 1007.
[23] Smith, Ebola, S. 21.
[24] Nach Vermutungen habe es 1980 in Kenya (Lungulu, Misikhu) und 1981-1985 in Zaire kleine Ebola Ausbrüche gegeben. Sie sind aber spekulativ, da die Beweislage dafür unzureichend ist. Siehe Kuhn, Filoviruses, S. 61 und S. 79. Daraus kann leicht abgeleitet werden, dass die wirkliche Anzahl (kleinerer) Ebola Ausbrüche in Dörfern Afrikas, die fernab erschlossener Infrastruktur liegen, unbekannt sind.
[25] Kuhn, Filoviruses, S. 80-81.
[26] Ebd., S. 81.
[27] Siehe Pourrut, The natural history of Ebola virus in Africa, S. 1007.

Hälfte reduziert, in bestimmten Gebieten Gabons war sogar ein Rückgang von 90-99% zwischen 1994 und 1998 zu vermerken[28]. In genau dieser Zeit, nämlich von 1994 – 1997 hat es dort auch viele Ebolaepidemien unter Menschen gegeben. Trotzdem gibt es noch keine definitiven Studien dazu, inwiefern diese drastische Dezimierungen der Affenpopulationen mit dem Ebolavirus zusammenhängen, zumal die Jagd und zunehmende Baumfällung auch als Erklärung dafür in Erwägung gezogen werden[29].

Zwischen 2000 und 2001 fand in Uganda der bisher zahlenmäßig größte Ebola Ausbruch statt: 425 Infizierte und 224 Todesfälle. Die Todesrate von knapp 53% erinnert nicht nur an eine 1976 schon mal dagewesene Sudan-Ebolavirus Epidemie (Ebenfalls 53% Letätitätsrate) sondern zeigt richtig an, dass dieser Ausbruch in Uganda erstmalig seit 1979 wieder vom Sudan-Ebolavirus verursacht wurde. Das Sudan-Ebolavirus hat zwar nicht eine so hohe durchschnittliche Letalitätsrate wie das Zaire-Ebolavirus, scheint sich aber, zumindest nach Beobachtungen der Ausbrüche zwischen 1976 – 1979, schneller als dieses zu verbreiten[30].

In Gabon (Kongo) ereignete sich von 2001 – 2002 eine Epidemie mit 8 unabhängigen Ausbrüchen. Auch hier sind die meisten Indexfälle, die zudem nicht selten Jäger waren, mit Leichen und Fleisch von Affen, Antilopen und Gorillas in Kontakt gekommen, bevor sie am Ebolafieber erkrankten[31]. Dieser Epidemie, die vom Zaire Stamm des Ebolavirus kam, fielen insgesamt 97 Menschen zum Opfer. Von den 124 Infizierten waren es somit 78,2% Todesfälle, ein für das Zaire-Ebolavirus typischer Durchschnitt.

In den kommenden Jahren, also von 2002 bis zur Gegenwart fanden die meisten Ausbrüche in der Demokratischen Republik Kongo statt und wurden zudem auch nahezu ausschließlich von dem Zaire-Ebolavirus verursacht, das ebenfalls aus der Gegend stammt. Der Ausbruch von 2002/2003 in Kongo, bei dem mindestens drei örtlich getrennte Indexfälle vermutet werden, stellt eine weitere Brandmarke in der Geschichte des Ebolavirus da, weil eine sehr hohe Letalitätsrate von knapp 90% bei 143 Infizierten für 128 Todesopfer sorgte. Zwischen 2003 und 2005 gab es in Kongo zwei weitere Ausbrüche, die jedoch mit insgesamt 29 (2003-04) und 9 (2005) Todesfällen ein vergleichsweise kleineres Ausmaß annahmen. Als dann 2007 wieder ein diesmal größerer Ausbruch des gefährlichen Zaire Subtyps Kongo unsicher machte, sorgten Nachrichten wie „Congo's Ebola Outbreak Could Be Worst in Years" (The Washington Post, 19.09.2007)[32] für Aufsehen; und das nicht zu Unrecht, denn nachdem der Ausbruch am 10 Oktober 2007 mit dem letzten Todesfall vorbei war, konnte man mit 264 Infizierten von dem seit 1995 größten Ausbruch sprechen, der vom Zaire-Ebolavirus ausgelöst worden war.

Zwischen 2007 und 2008 infizierten sich 149 Menschen in Bundibugyo, Uganda, mit dem Ebolavirus. Wie sich herausstellte handelte es sich hierbei um einen neuen Subtyp, nach dem Ort seines ersten Auftretens als Bundibugyo-Ebolavirus bezeichnet, der im Vergleich zum Sudan- oder Zaire-Subtyp weniger gefährlich ist.

---

[28] Kuhn, Filoviruses, S. 80.
[29] Ebd., S. 80.
[30] Smith, Ebola, S. 20.
[31] Kuhn, Filoviruses, S. 83-84.
[32] Siehe http://www.washingtonpost.com/wp-dyn/content/article/2007/09/18/AR2007091801047.html
(letzter Aufruf 10.03.2011).

Von den 149 Infizierten erlagen nämlich „nur" 37 Menschen ihren Leiden, was 25% entspricht[33]. Mit der Entdeckung dieses Virus hat sich die Liste der Subtypen beim Ebolavirus auf insgesamt fünf Vertreter summiert. Nämlich das Zaire-Ebolavirus, Sudan-Ebolavirus, Côte d'Ivoire-Ebolavirus, Reston-Ebolavirus und das Bundibugyo-Ebolavirus. Das Zaire Ebolavirus ist mit einer durchschnittlichen Letalitätsrate von 81,3% der gefährlichste Vertreter[34].

Der bis heute letzte Ausbruch des Ebolavirus ereignete sich zwischen 2008 und 2009 in Kongo. Als Reaktion wurde Anfang 2009 die Grenze zwischen Angola und der Demokratischen Republik Kongo zum Teil geschlossen[35]. Das zeigt, wie ernst Anzeichen einer beginnenden Ebola Epidemie dort mittlerweile genommen werden, zumal beide Länder in der Vergangenheit sehr schlechte Erfahrungen mit Ebola machen mussten. Letztendlich kam es dann doch nicht so schlimm wie befürchtet, da insgesamt nur 15 Todesfälle verzeichnet wurden.

4. Ebolavirus als möglicher Verursacher anderer Pandemien der Vergangenheit

Schwarzer Tod
In der aktuellen Forschungen geht man heutzutage im allgemeinen davon aus, dass die als „Schwarzer Tod" bezeichnete Pandemie von 1348 – 1350 durch das Bakterium Yersinia pestis hervorgerufen wurde[36]. Besonders im letzten Jahrzehnt zweifelten mehrere Forscher diese Annahme stark an und haben alternative Erklärungsmodelle für den Verursacher des „Schwarzen Todes" vom 14. Jahrhundert aufgestellt. Das Ebolavirus oder nah verwandte Filoviren sind dabei als Verursacher von hämorrhagischem Fieber mit hoher Letalität und pestähnlicher Symptomatik wohl einer der Wahrscheinlichsten Alternativen zu Yersinia pestis und einige Forscher sind davon überzeugt, dass der Schwarze Tod eher von Ebola als von Yersinia pestis verursacht worden sei[37].

Andere Epidemien/Pandemien
Manche Forscher vermuten, dass die großen Epidemien hämorrhagischen Fiebers in Mexiko von 1545 – 1815 durch Filoviren verursacht wurden.
Ähnliches gilt für die Attische Seuche, die von 430 – 426 vor Christus in Athen je nach Quelle zwischen einem Viertel und einem Drittel der Bevölkerung das Leben kostete. Zu dieser Epidemie gibt es mindestens 30 Hypothesen bezüglich des Verursachers; die allgemeinen Symptome, der schnelle Auftritt und das ebenso

---

[33] Im Vergleich dazu: Die Spanische Grippe, die zwischen 1918 und 1919 schätzungsweise >50 Millionen Menschen das Leben kostete hatte eine Letalitätsrate von ca. 2,5% (siehe Info der CDC: „1918 Influenza: the Mother of all Pandemics" http://www.cdc.gov/ncidod/eid/vol12no01/05-0979.htm letzter Aufruf 10.03.2011). Das heißt der relativ „harmlose" Bundibugyo Subtyp des Ebolavirus hat immer noch eine 10-mal so hohe Sterberate wie die Spanische Grippe von 1918.
[34] Kuhn, Filoviruses, S. 65.
[35] Siehe BBC News, 06.01.2009: „Ebola alert shuts Angolan border" http://news.bbc.co.uk/2/hi/africa/7812868.stm (letzter Aufruf 10.03.2011).
[36] Drancourt,Yersinia pestis as a telluric, human ectoparasite-borne organism, S. 234.
[37] Kuhn, Filoviruses, S. 96.

rasche Ende der Epidemie legen die Vermutung nahe, dass Filoviridae als Verursacher verantwortlich gewesen sein könnten[38]. Ferner stellen antike Krankheitsbeschreibungen wie z.B. „Hand of Marduk" oder „Hand of Sibitti" verhängnisvolle Krankheiten dar, die durch Blutungen und andere Ebolaähnliche Symptome charakterisiert werden[39]. Ob es sich damals schon um Krankheiten gehandelt haben mag, die durch Filoviren hervorgerufen wurden, wird wohl unbekannt bleiben.

5. Die Suche nach dem Wirt

Nach den bisherigen Ausbrüchen zu urteilen, müssen Filoviridae irgendwo in Afrika und, um es noch näher einzugrenzen, mit noch höherer Wahrscheinlichkeit in den tropischen Regenwaldgebieten endemisch sein. Es konnte jedoch bisher noch nicht nachgewiesen werden, was der natürliche Wirt des Ebolavirus ist[40]. Leider ist es bei den meisten bisherigen Ausbrüchen nicht einmal möglich gewesen herauszufinden, welche Person zuerst von der Krankheit befallen wurde (Indexfall), ganz zu schweigen davon, wie die Person sich infiziert hat[41]. Bei einigen Fällen ist jedoch klar geworden, dass Menschen sich durch Leichen von Tieren infiziert haben. So z.B. beim Côte d'Ivoire-Ebolavirus, das 1994 beim Sezieren einer Schimpansenleiche die autopsierende Forscherin infizierte. Man geht deshalb davon aus, dass die Filoviridae zoonotische Viren sind, und somit von Tieren auf Menschen übertragen werden[42]. In den vergangenen Jahrzehnten nach Erfassung erster Ebola- und Marburgvirus Epidemien sind Tausende Vertebraten in der Hoffnung untersucht worden, den Wirt ausfindig zu machen, jedoch bisher ohne Erfolg[43]. Das einzige was nach bisherigen Studien zu sagen bleibt, ist, dass beim Ebolavirus der Kontakt zu Wildtierkadavern bzw. allgemein zu Wildtieren und vor allem Fledertiere (Chiroptera) ein höheres Risiko für eine Infektion darstellt[44]. Zum Marburgvirus heißt es in einer aktuellen Studie noch viel allgemeiner: „ein ersichtliches Risiko stellen touristische Aktivitäten in Höhlenkomplexen und der berufliche Alltag in afrikanischen Minen dar"[45]. Verantwortlich dafür könnte ein dort oft vorkommender sog. Nilflughund sein. Es wird angenommen, dass die meisten Ausbrüche auf nur einen oder zumindest ganz wenige Indexfälle zurückzuführen sind und somit nur äußert selten Kontakte zwischen dem Wirt des Ebolavirus (noch viel seltener Marburgvirus) und dem Menschen stattfinden[46]. Daher geht man bei den Filoviridae nicht von einer akuten Bedrohung oder Epidemie- bzw. Pandemiegefahr aus. Was nicht heißt, dass letztere nicht doch plötzlich ausbrechen, bzw. durch den Gebrauch von Ebola als Biowaffe künstlich induziert werden könnte.

---

[38] Kuhn, Filoviruses, S. 96.
[39] Ebd., S. 96.
[40] Siehe WHO, Fact sheet: Ebola haemorrhagic fever
http://www.who.int/mediacentre/factsheets/fs103/en/index.html letzter Aufruf: 19.02.2011.
[41] Siehe Pourrut, The natural history of Ebola virus in Africa, S. 1009.
[42] Ebd., S. 1005.
[43] Laminger, Fledertiere und andere Reservoirwirte der Filoviridae, S. 20.
[44] Ebd., S. 25.
[45] Ebd., S. 26.
[46] Siehe Kuhn, Filoviruses, S. 170.

6. Filoviridae als Biowaffe

Nicht zuletzt auch im Zusammenhang mit dem in der Zeit des ersten Auftretens herrschenden Kalten Krieges sind die Filoviridae und damit vor allem das Ebolavirus für die Militärs und andere Terrorgruppen zwecks Biowaffenforschung und Herstellung interessant gewesen. Die CDC (Centers for Disease Control and Prevention), deren Zweck der Schutz der öffentlichen Gesundheit ist, haben eine Liste aufgestellt mit kategorischer Aufteilung von Erregern die als biologische Waffen infrage kommen. Ebola und Marburg sind dabei in die „Category A" eingestuft und werden daher mit noch fünf anderen sog. „Agents" zu den gefährlichsten Biowaffen gezählt[47]. Filoviridae sind von den Vereinigten Staaten, der ehemaligen Sowjetunion und möglicherweise Nordkorea zur Herstellung von Biowaffen genutzt worden[48]. Auch für Terrororganisationen ist das Ebola Virus interessant gewesen. Die japanische Organisation Aum Shinrikyo hat bei einer Ebolaepidemie in Afrika Agenten zum betroffenen Gebiet gesandt, um isolierte Proben des Virus für die Herstellung von Biowaffen zu gewinnen. Soweit bekannt hat diese Terrororganisation ihr Ziel, die Herstellung einer Ebola – Biowaffe, nicht erreicht[49].

7. Schluss

Seit 1976 bis heute sind durch das Ebolavirus etwas mehr als 1000 Menschen ums Leben gekommen. Das ist im Vergleich zu anderen Krankheiten wie Malaria, Tuberkulose und auch zur normalen Influenza, an der allein jedes Jahr tausende von Menschen sterben, quantitativ keine große Zahl. Trotzdem birgt Ebola etwas Angstvolles in sich, das den anderen Krankheiten eher fern ist: Der grausame und qualvolle Tod, wie man sich ihn kaum schlimmer ausmalen kann; die Ungewissheit wo und wann das Virus demnächst wieder ausbricht, da bisher kein eindeutiger Wirt identifiziert werden konnte; die hohe Sterblichkeitsrate und die Möglichkeit einer weltweiten Pandemie. Außerdem gibt es weder Heilmittel noch wirksame Impfstoffe. Das alles macht Ebola zu dem was es ist: eine geheimnisvolle und gefährliche Krankheit vor der man Angst hat, weil man sie nicht berechnen kann und bisher eher hilflos als er erfolgreich mit Ausbrüchen und Betroffenen umgegangen ist.

---

[47] Siehe CDC „Bioterrorism Agents/Diseases" http://www.bt.cdc.gov/agent/agentlist-category.asp#catdef letzter Aufruf: 19.02.2011.
[48] Kuhn, Filoviruses, S. 53 und Smith, Ebola, S. 69
[49] Smith, Ebola, S. 69.

Literaturverzeichnis

Adam, Dieter et al.: Die Infektiologie. Berlin: Springer Verlag, 2004

Beer, Brigitte; Kurth, Reinhard: Characteristics of Filoviridae: Marburg and Ebola Viruses. In: Naturwissenschaften 86 (1999), S. 8–17

Drancourt, M.; Houhamdi, L.; Raoult, D.: Yersinia pestis as a telluric, human ectoparasite-borne organism. In: *The Lancet Infectious Diseases* 6 (2006), S. 234-241

Kuhn, Jens H.: Filoviruses - A Compendium of 40 Years of Epidemiological, Clinical, and Laboratoty Studies. Wien: Springer-Verlag 2008

Laminger, Felix; Prinz, Armin: Fledertiere und andere Reservoirwirte der *Filoviridae*. Epidemiegefahr am afrikanischen Kontinent? – Eine deduktive Literaturanalyse. In: Wiener klinische Wochenschrift 122 (2010), S. 19-30

Mandell, Gerald L.; Bennett, John E.; Dolin, Raphael: Principles and Practice of Infectious Diseases, 7. Auflage. Philadelphia: Churchill Livingstone Elsevier 2010

Marre, Reinhard; Mertens, Thomas; Trautmann, Matthias; Vanek, Ernst: Klinische Infektiologie. München: Urban & Fischer Verlag 2000

Oldstone, Michael B. A.: Viruses, plagues, and history. Oxford: Oxford University Press 1998

Pourrut, Xavier; Kumulungui, Brice; Wittmann, Tatiana et al.: The natural history of Ebola virus in Africa. In: Microbes and Infection 7 (2005), S. 1005 – 1014

Regenass-Klotz, Mechthild; Regenass, Urs: Tropenkrankheiten und Molekularbiologie Neue Horizonte. Basel: Birkhäuser 2009

Smith, Tara C.: Ebola: deadly diseases and epidemics. Philadelphia, Chelsea House Publishers 2006

Turkington, Carol; Ashby, Bonnie: Encyclopedia of Infectious Diseases. New York: Facts on File 1998